LES

[illegible]URRICES

[illegible]DÉMASQUÉES !

[illegible] QU'ELLES SONT EN GÉNÉRAL,

[illegible] QUE TOUTES DEVRAIENT ÊTRE,

[illegible] DU PLUS HAUT INTÉRÊT POUR LES FAMILLES.

Par UNE MÈRE.

L'époux en prescrira la lecture à sa femme.

[illegible] Arrivée de la Nourrice à Paris. — Ses promesses aux parents. [illegible] village. — Une visite sans v[illegible]. — Illusions maternel[illegible] des champs vue de près. — Un intérieur de chaumière [illegible] tenir sont deux. — Le sein remplacé par la gamelle. — [illegible] le sevrage. — Dieu revu et corrigé par les nourrices — [illegible] de ces dames — Travaux rustiques. — Le nourrisson au vi[illegible] nourrice aux champs. — Cris inutiles et larmes vaines. — Un [illegible] à un autre — Politique des nourrices : le blanc proscrit. — [illegible] conception sur l'allaitement. — Ses résultats — Vols sacrilé[illegible] [illegible] du cœur des nourrices. — Leur mission bien comprise. [illegible] mères de famille. — But de l'auteur.

Prix 50 centimes

PARIS
[illegible] DENTU, LIBRAIRE-ÉDITEUR,
PALAIS-NATIONAL.

1851

LES

NOURRICES

DÉMASQUÉES.

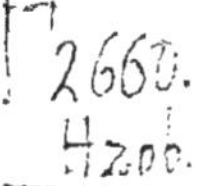

IMPRIMERIE DE SCHILLER AINÉ,
Faubourg Montmartre, 11.

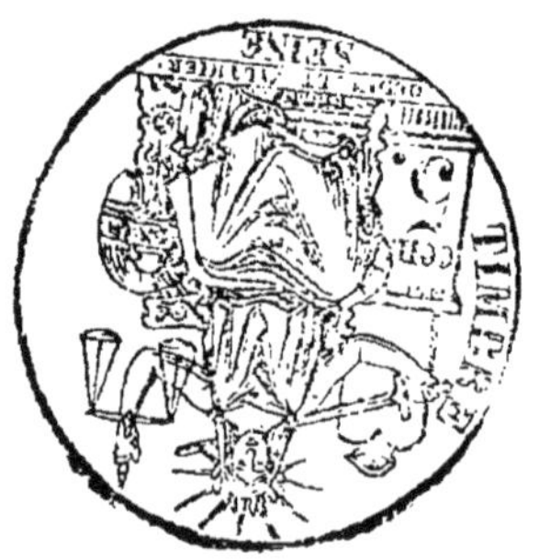

LES

NOURRICES DÉMASQUÉES !

CE QU'ELLES SONT EN GÉNÉRAL,

CE QUE TOUTES DEVRAIENT ÊTRE,

RÉVÉLATIONS DU PLUS HAUT INTÉRÊT POUR LES FAMILLES.

Par UNE MÈRE.

L'époux en prescrira la lecture à sa femme.

SOMMAIRE. — Arrivée de la Nourrice à Paris. — Ses promesses aux parents. Son retour au village. — Une visite sans visiteur. — Illusions maternelles. — La poésie des champs vue de près. — Un intérieur de chaumière. — Promettre et tenir sont deux. — Le sein remplacé par la gamelle. — Statistique sur le sevrage. — Dieu revu et corrigé par les nourrices. — Le bouclier de ces dames. — Travaux rustiques. — Le nourrisson au village et la nourrice aux champs. — Cris inutiles et larmes vaines. — Un enfant confié à un autre. — Politique des nourrices : le blanc proscrit. — Effets de la conception sur l'allaitement. — Ses résultats. — Vols sacrilèges. — Anatomie du cœur des nourrices. — Leur mission bien comprise. — Conseils aux mères de famille. — But de l'auteur.

Prix 50 centimes.

PARIS
CHEZ DENTU, LIBRAIRE-ÉDITEUR,
PALAIS-NATIONAL.

1851

LES

NOURRICES

DÉMASQUÉES !

Paris voit arriver chaque jour dans ses murs, serrées comme des bataillons de grues, des milliers de nourrices que la province lui envoie, et qui, peu de jours après, quittent la capitale, en emportant dans leur village normand, bourguignon, picard ou champenois, la frêle créature qu'une mère en pleurs leur a confiée. Pauvre mère, qui, pour une cause ou pour une autre, a dû se séparer de ce qu'elle a de plus cher au monde, et dont on a rassuré la tendre sollicitude en lui faisant toutes sortes de belles promesses! Pauvre enfant que l'on livre ainsi à des mains mercenaires, en l'éloignant des seuls cœurs qui lui soient dévoués!

Oh! vous, familles trop confiantes, qui laissez partir vos enfants pour ces recoins inexplorés de la province, si vous saviez à quelles privations ils sont en butte et combien de dangers les menacent une fois loin de vous; si vous saviez quel régime on impose à leur faible poitrine, et par combien de cris et de larmes il leur faut acheter l'alimentation indigeste ou insuffisante qu'on leur vend; si vous saviez quelle destination reçoivent les envois que vous faites et comment on accueille les avis que vous donnez; si vous saviez, en un mot, à quelle espèce d'abandon équivaut leur départ du toit maternel, certes, il ne vous viendrait jamais à l'idée de les en éloigner.

Mais vous ne savez pas!... et sur les seuls renseignements d'un bureau de nourrices (1), n'ayant d'autre garantie qu'un banal livret où sont inscrits

---

(1) D'après les statuts de certains bureaux, un médecin est spécialement chargé, dans chaque arrondissement ou canton, de visiter une fois par mois votre enfant, et de faire son rapport sur l'état de santé où il se trouve. C'est là une clause rassurante pour les familles. On est heureux de penser qu'un homme de l'art veille sur des jours qui vous sont si précieux. Tous les mois, en effet, un bulletin de visite imprimé, mais signé à la main,

deux simples noms, celui d'une femme inconnue et celui d'un hameau ignoré, vous laissez partir votre enfant à la grâce de Dieu et à la merci du hasard.

Permettez à quelqu'un qui sait ; à quelqu'un qui a vu de près toutes ces misères, qui a gémi sur toutes ces iniquités et qui en a souffert, de révéler ici les actes secrets de cette comédie indigne qui se joue depuis tant d'années au détriment de vos joies présentes et de votre bonheur à venir. Initié à tous ces mystères de coulisses, l'auteur les étalera sans pitié ni merci au grand jour de la publicité. Le voile a pu être levé déjà sur quelques-unes de ces turpitudes, mais combien en est-il encore qui se cachent honteusement derrière le rideau ! Il est temps enfin que la lumière se fasse d'une manière complète, et la lumière se fera. L'humanité réclame le *fiat lux*.

Pour ceux qui n'ont jamais habité la campagne, ou qui ne la connaissent que par de rares excursions, il n'est rien d'aussi beau, d'aussi poétique, que les mœurs et les tableaux champêtres. On croit

---

vous arrive portant que le numéro tel, (suit le nom de famille), *est vivant* et qu'il est en bonne santé; mais nous savons tel cas où, si cette signature n'était pas purement fictive, elle était du moins bien légèrement donnée, aucune visite de médecin n'ayant eu lieu pendant trois mois, bien que les parents eussent reçu, à des intervalles très réguliers, trois bulletins successifs.

y voir des habitations toutes blanches et toutes proprettes, aux contrevents verts comme les aimait Jean-Jacques; l'imagination y trace à plaisir des routes fleuries et de fraîches figures de moissonneuses, réminiscences d'une toile célèbre de Léopold Robert. Bref, le calme et le bonheur doivent y régner, pense-t-on, et si l'innocence et la vertu semblent s'exiler chaque jour davantage des centres populeux, c'est aux champs qu'on doit les retrouver.

Cette opinion tout avantageuse que l'on a de la campagne, amortit quelque peu les regrets qu'éprouvent un père, et surtout une mère, en se séparant de leur enfant chéri. « Il y sera bien, » se disent-ils, « on y respire un air plus pur qu'au sein des grandes villes. Et puis, nous irons le voir souvent. Oh ! qu'il sera gentil dans son petit berceau, enveloppé de langes bien blancs et son doux visage encadré dans ses charmants bonnets dont la façon a coûté tant de veilles. »

Autant d'erreurs et d'illusions qu'il s'agit de détruire.

Si le lecteur ou la lectrice veulent bien nous suivre dans une de ces misérables chaumières aux abords impraticables, tant ils sont recouverts d'immondices, au toit laissant filtrer la pluie comme à travers un tamis, aux portes et fenêtres laissant passer le vent comme à travers un soufflet de forge, au sol en terre battue, aux murs humides et malsains, à l'intérieur tout grouillant d'enfants déguenillés et criards, ils verront alors combien la maison de Jean-Jacques a dégénéré.

C'est pourtant là qu'est leur enfant ! C'est dans ce gîte nauséabond que repose une tête si chère ; c'est dans ce vase ignoble et fêlé que doit éclore une fleur précieuse autour de laquelle on ne voudrait évoquer que de riantes images et ne placer que de doux abris ; c'est dans ce chenil enfin, que sont destinées à s'écouler les premières années d'une vie pour laquelle on donnerait mille fois la sienne !

Maintenant que je me suis fait votre introducteur dans ce logis rustique, vous aller assister, témoin invisible, aux scènes d'intérieur qui s'y passent, et vous verrez avec quelle scupuleuse fidélité sont tenus les engagements que l'on a pris vis-à-vis de vous.

Voyez-vous, au-dessus de ce feu de bourrée, cet énorme chaudron suspendu à une crémaillère ? C'est-là que se confectionne à gros bouillon le dîner de la nourrice et de sa famille, qui se compose invariablement de haricots et de pois, ou de choux et de pommes de terre. Le seul hors-d'œuvre qui apparaisse de loin en loin sur cette table plus que frugale, c'est un méchant hareng salé ou une salade au lard rance, quand les laitues sont trop montées pour qu'on puisse les vendre au marché voisin, avec les légumes de choix, le beurre et les œufs frais. Du flanc à la bouillie ou aux fruits de rebut, tel est l'unique régal qu'on s'y permet une fois dans l'année, le jour de la fête patronale. Quant au vin, fût-il à deux sous le litre, il est trop cher pour les nourrices ; mais, comme compensation, sans doute, leur maris en prennent quelquefois pour deux et souvent pour quatre, hors de leurs repas.

A Dieu ne plaise que nous veuillions faire un crime à qui que ce soit de sa misère. Quelque part qu'elle nous apparaisse, l'indigence est toujours respectable pour nous ; mais il faut qu'elle ait pour compagne la franchise, pour boussole la conscience, et pour devise la probité.

Indépendamment des conditions défavorables dans lesquelles une alimentation aussi peu succulente place les nourrices de profession pour avoir du bon lait, nous allons démontrer comment la plupart d'entr'elles s'éloignent de la seule ligne de conduite où puisse être honorée leur pauvreté.

Revenons au dîner. En voyant cette soupe épaisse que l'on vient de tremper dans un vaste récipient, assez semblable à un vaisseau de haut bord, si bien qu'il envahit la table entière, et où toute la famille puise à même, vous ne pourriez jamais croire qu'un enfant de quelques mois fût admis à y prendre part. C'est pourtant là ce qui arrive très souvent.

La nourrice vous avait cependant bien promis de donner le sein à votre enfant, assurant qu'elle avait du lait pour deux, et que d'ailleurs le sien était sevré. Elle avait ajouté que, les premières phases de la dentition passées, elle lui ferait mitonner de temps en temps une petite panade bien légère pour habituer insensiblement son estomac délicat à recevoir une nourriture plus substantielle.

Mais promettre et tenir sont deux, surtout pour les nourrices!

D'abord, en affirmant que son enfant était sevré, il est à peu près certain que la nourrice vous a trompé! Quatre-vingt-dix sur cent mentent en disant cela ; et, à leur retour au pays, les enfants soi-disant sevrés reprennent de plus belle le sein de leur mère, qui, du reste, ne sauraient le leur refuser, car il faut bien tenir compte du sentiment maternel inné chez toute femme. On peut être une très mauvaise nourrice assurément, mais il ne s'en suit pas de là qu'on soit une mauvaise mère. Ceci soit dit à l'éloge de qui de droit.

Ensuite, il est un fait certain et reconnu par tous les hommes qui se sont occupés de science médicale : c'est qu'une femme, à moins d'être douée d'une constitution exceptionnelle, ne peut donner simultanément le sein à deux enfants, sans que l'un des deux ne pâtisse. On peut bien, il est vrai, au moyen de lait de vache ou de lait de chèvre coupé et d'autres aliments légers, combler la lacune; mais il est des organisations si frêles et si délicates et de tels tempéraments d'enfant, qu'ils ne peuvent s'accommoder de ce mélange de lait, ni se faire à cette variété de substances nutritives.

Or, s'il est difficile de croire qu'une nourrice puisse allaiter deux enfants et fournir à chacun d'eux son contingent, sans employer des moyens qui peuvent, le cas échéant, nuire à l'un ou à l'autre, il est encore moins aisé d'admettre que cette même nourrice puisse donner le sein à trois enfants à la fois, sans que tous trois, ou au moins deux, ne souffrent de ce partage.

Et pourtant combien ne voit-on pas de nourrices que la soif du gain (1) pousse à se charger de deux nourrissons, à l'insu de leurs parents respectifs s'entend, ce qui, y compris leur propre enfant, leur fait trois petits êtres à nourrir.

Il faut donc que ces femmes aient recours à des expédients que la prudence réprouve et que la philanthropie condamne. Ainsi, votre enfant, auquel,

---

(1) Cette cupidité des nourrices est poussée si loin, qu'on en voit tous les jours faire leur route à pied, chargées de leur nourrisson (bien que les parents aient payé leurs frais de voyage jusqu'à destination), et cheminer ainsi sans se préoccuper le moins du monde si l'enfant se ressentira ou non de la fatigue et du malaise qu'elles doivent nécessairement éprouver elles-mêmes.

jusqu'à un certain âge, vous ne vouliez voir prendre d'autre nourriture que celle provenant du sein de sa nourrice, est sevré sans votre assentiment (1); et, comme on n'a pas toujours le loisir de lui faire tout exprès de petites panades, on le bourre de cette affreuse soupe dont je vous parlais plus haut, ni plus ni moins que si on avait affaire à un laboureur ou à un grenadier. C'est en agissant de la sorte qu'on rend un enfant obèse et grêle à la fois, en lui faisant venir un ventre comme un tambour et des jambes comme des flûtes!

Un de nos amis, homme de beaucoup de sens, exprimait un jour devant nous cette pensée si judicieuse, qu'on ne doit point donner à manger à un enfant avant qu'il n'ait des dents, par la raison que Dieu, ayant bien fait tout ce qu'il a fait, a voulu apparemment qu'il en fût ainsi, en ne permettant pas qu'un enfant eût fait sa dentition en naissant.

---

(1) En consultant une statistique que nous avons sous les yeux (et rien n'est positif comme des chiffres), nous y voyons que, sur 100 enfants sevrés avant l'âge d'un an, il en meurt 40 environ, c'est-à-dire presque la moitié, tandis que sur le même nombre d'enfants sevrés à l'âge de deux ans, la moyenne des décès n'est que de 25, c'est-à-dire le quart seulement.

Ce fait, que nous livrons à l'appréciation des parents, et sur lequel les nourrices feraient bien de méditer un peu, est assez concluant pour se passer de commentaires.

Mais les nourrices n'y regardent pas de si près; elles corrigent à leur manière l'œuvre si parfaite du Créateur et montrent aussi peu de respect pour les volontés de Dieu, que pour celles des mères!

En emportant votre enfant, toutes les nourrices vous assurent qu'il ne manquera jamais de rien; que, n'ayant d'autre souci que celui de leur ménage, elles ne quittent jamais la maison, et que, par conséquent, elles peuvent se consacrer entièrement à leur nourrisson. Pleure-t-il? Elles sont là. A-t-il faim? Elles sont là. Ses langes ont-ils besoin d'être changés? Elles sont encore là, toujours là! Un sourire, disent-elles, répond immédiatement à leurs larmes; un baiser à leurs cris.

Mensonge impudent qu'il s'agit encore de dévoiler!

Les travaux de la campagne sont si multipliés, qu'en tout temps on y a de l'occupation. La nature n'est-elle pas une nourrice infatigable qui ne faillit jamais à son devoir, elle? Quand les semailles de tout genre ont été faites, n'y a-t-il pas les moissons de toute espèce à récolter? La terre n'est pas d'avis que ce qui est bon à prendre est bon à garder. Elle rend au centuple ce qu'on lui prête. Aussi nul bras valide ne reste-t-il inactif à la campagne, et une femme y vaut presque un homme.

C'est ce qui fait qu'un visiteur inattendu se présentant chez une nourrice court très souvent le risque de ne pas la rencontrer; elle est aux champs ou au bois, suivant la saison, et, pendant qu'elle sème, qu'elle moissonne, qu'elle glane, qu'elle vendange ou qu'elle ramasse du bois mort, l'enfant crie, pleure, se lamente, et personne ne répond à sa voix, si ce n'est un pauvre petit être, son compagnon d'infortune, qui crie, pleure et se lamente comme lui.

La nuit, ses plaintes n'ont pas la chance d'être mieux entendues. Après d'aussi rudes travaux, on conçoit que le repos est nécessaire, et pendant que la nourrice dort comme un sabot — qu'on nous passe l'expression, — l'enfant peut crier à son aise, c'est comme s'il chantait !

Que n'êtes-vous là, bonne et tendre mère, vous dont le sommeil est si léger ? Comme on vous verrait, attentive au moindre bruit provenant du berceau de votre enfant, voler à son chevet pour sécher ses larmes et apaiser ses cris.

L'abandon dans lequel on laisse si souvent ces petits malheureux n'a pas seulement l'inconvénient d'irriter leurs paupières par le séjour trop prolongé du fluide lacrymal, il produit quelquefois des résultats bien autrement graves. Ainsi, par exemple, les efforts réitérés auxquels se livrent ces enfants en pleurant des heures entières, peuvent faire naître chez eux des hernies qu'il est plus tard fort difficile de guérir.

Il arrive plus d'une fois aussi que la nourrice, ayant à s'absenter de chez elle, confie la garde de son nourrisson à un jeune enfant de la famille ou du voisinage, qui, s'en servant comme d'un hochet, court avec lui en plein soleil ou en plein verglas, sautant, gambadant, traversant les buissons, franchissant les fossés, gravissant les collines, se laissant glisser le long des pentes rapides, au risque de se casser le cou lui-même et de tuer l'enfant dont on l'a si imprudemment constitué le gardien.

Que d'innocentes créatures ont dû souffrir d'une telle gymnastique imposée à leurs membres si souples et si malléables qu'un rien suffit à leur faire prendre une fausse direction ! Combien n'en est-il pas qui doivent à l'insouciance de leur nourrice d'être estropiés ou au moins difformes pour toute leur vie !

Mais les dents sont le grand argument de défense des nourrices ; elles forment l'éternel rempart derrière lequel vient s'abriter leur responsabilité. Aussi, lorsque vous allez voir votre enfant ou qu'on vous le restitue, si vous remarquez avec douleur quelque changement défectueux survenu en lui, c'est invariablement le travail — souvent pénible, il est vrai — de la dentition, que l'on met en avant pour justifier une trop coupable incurie.

Mues par un sentiment de coquetterie bien naturel, la plupart des mères de famille se plaisent à composer de vêtements blancs une partie de la layette de leurs enfants ; mais c'est en vain qu'elles s'évertuent à confectionner ces petits objets, et qu'elles y consacrent le fruit de leurs économies. Les nourrices, moins coquettes qu'elles, renferment tout ce qui est blanc dans un tiroir où elles ne touchent jamais, pour ne revêtir leurs nourrissons que d'effets de couleur. On devine aisément le motif de cette préférence exclusive : en raison de sa nature salissante, le blanc exige un lessivage trop fréquent, au gré des nourrices, tandis que les choses de couleur ont le grand avantage à leurs yeux de dissimuler plus longtemps la malpropreté. Or, le temps est trop précieux à la campagne, comme nous l'avons démontré, pour qu'on passe inutilement au lavoir des heures qui pourraient être employées ailleurs d'une manière plus productive.

Mais ceci n'est rien auprès du fait suivant, dont la haute gravité mérite de fixer sérieusement l'attention des parents :

Toutes les nourrices, de mère en fille (1), savent

(1) Il y a des villages, dans les départements circonvoisins de la capitale, qui sont de véritables pépinières de

que, dans le cas où des signes de grossesse viendraient à se manifester chez elles, leur devoir serait de restituer sans retard à sa famille l'enfant dont elles sont dépositaires. Aucune d'elles n'ignore les funestes effets produits par le lait d'une femme qui a conçu. Des scrofules, des dartres, des humeurs de toute nature qui envahissent comme une lèpre le corps de l'enfant allaité, tels en sont les résultats inévitables. Malgré cela, il est constant que beaucoup d'entre elles, quoique devenues enceintes, persistent à garder leur nourrisson, et sacrifient ainsi la santé, souvent même la vie d'un enfant, à l'appât de quelques mois d'appointements.

Que de mères ont été assez malheureuses pour voir leur enfant adoré, victime de cet amour du lucre, tourner en pourriture par l'effet d'un lait corrompu sucé en nourrice, et, après des soins inimaginables et des remèdes sans nombre, n'ont pu le sauver d'une mort déterminée plus d'une fois par l'affreuse gangrène !...

Ce sont là des faits dont nous avons eu la preuve

---

nourrices; toutes les femmes y ont exercé ou y exercent cette profession, de mère en fille. Elles y ont une routine de métier qu'elles suivent strictement, froidement, stupidement, et ni les leçons d'une longue pratique, ni les conseils de la science ne sauraient les faire sortir de l'ornière où elles croupissent depuis plusieurs générations.

sous les yeux, et combien de mères désolées nous ont encore fait le récit d'événements semblables, drames de famille qui ne se racontent qu'avec des larmes dans les yeux et des sanglots dans la voix.

En ce qui concerne les envois aux nourrices, il y a beaucoup de parents, comme on sait, qui ne se bornent pas à la livre de sucre et de savon obligée. De la semoule, du tapioca, du gruau, du sagou, du sirop de gomme, du sucre d'orge, mille bonnes petites choses enfin, dont les familles, même les moins aisées, aiment à faire la dépense pour leurs enfants chéris, viennent grossir l'expédition mensuelle; mais, la plupart du temps, c'est en pure perte. Les friandises sont bien vite distribuées aux enfants de la nourrice — un tas de gros joufflus tout criblés de vermine et tout couverts de loques, — qui n'en font qu'une bouchée, tandis que la semoule, le gruau, etc., sont mis de côté pour les besoins du ménage. Quelquefois même, et nous pouvons certifier le fait, car il s'est passé sous nos yeux, ces comestibles sont vendus à l'épicier du village, qui, en échange et pour une valeur égale, donne à la nourrice de la chandelle ou du sel.

N'est-ce pas là trahir indignement les affections d'une mère? Des procédés de ce genre ne doivent-ils pas être classés dans la catégorie des vols qualifiés?

C'est pis encore à notre avis. Il y a dans ces actes coupables quelque chose comme des sacriléges, et, pour notre part, nous y voyons une analogie très grande avec ces déprédations exercées dans les églises sur les vases sacrés. Quoi de plus saint, en effet, que la tendresse d'une mère pour son enfant? Quoi de plus sacré que les intentions qu'elle lui suggère et les dévouements qu'elle lui inspire?

Mais telle n'est pas, à ce qu'il parait, la pensée des nourrices, qui ne regardent comme sacrés que les engagements pris à leur égard, sans songer qu'il existe au monde une loi morale qu'on nomme réciprocité.

Et pourtant, quelle plus belle mission que la leur, si elles savaient la comprendre! Tenir lieu de sa mère absente à l'enfant au berceau; devenir, par délégation, sa nouvelle providence, sa seconde famille; construire au frêle oiseau exilé de son nid un impénétrable asile, où nul danger ne puisse l'atteindre, prodiguer en un mot, autant qu'il est en elles, à l'intéressant petit être qui leur est confié, ces soins touchants, si nécessaires à l'enfance, et dont les femmes ont le secret.

Oui, vraiment, ce serait là un beau rôle à remplir pour les nourrices; mais cette inspiration, qu'en matière de théâtre on nomme feu sacré, leur fait défaut pour cela. Ce qui devrait être pour elles à la hauteur d'un sacerdoce, elles en font métier et marchandise. Là où il faudrait de l'abnégation, elles apportent de l'égoïsme, et si vous cherchiez un cœur dans leur poitrine, il y a cent à parier contre un, qu'à sa place, vous trouveriez une pièce de cent sous !

Nous ne prétendons pas dire pour cela qu'on ne trouve point de bonnes nourrices. Il est des exceptions estimables auxquelles nous aimons à rendre la justice qui leur est due, mais le nombre en est très restreint et l'exception confirme d'autant plus la règle qu'elle est plus rare.

On voit par tous les faits mentionnés dans ces pages, le peu de loyauté qu'apportent les nourrices en général dans leurs rapports avec les familles. Peut-être quelques personnes, n'ayant en vue qu'un simple but de charité chrétienne, nous accuseront-elles d'avoir un peu rembruni le tableau et représenté sous des couleurs trop sombres la conduite des nourrices. Peut-être encore se trouvera-t-il d'autres personnes, qui, poussées celles-là par un intérêt que nous ne chercherons pas à découvrir, crieront à la calomnie, et traiteront de mensongères toutes nos assertions. Libre à elles de défendre les nourrices, accusées par nous devant le tribunal des familles; mais aux uns comme aux autres de ce avocats, et quel que soit le motif qui les dirige, indulgence ou calcul, nous répondrons qu'il n'est pas un fait avancé dans cette brochure, que nous n'ayons vu, de nos yeux vu, ce qui s'appelle vu, et que des témoignages sans nombre, émanant tous de gens dignes de foi, sont encore venus corroborer ces faits avant que notre plume les ait formulés en accusation.

Certes, nous n'avons jamais cru pouvoir faire table rase des nourrices en publiant cet écrit. Bien des mères, après l'avoir lu, renonceront sans doute à se séparer de leur enfant, mais il en est qui, bien que pénétrées de la vérité de cet axiôme : *On n'est mère qu'à demi quand on ne nourrit pas son enfant,* se trouveront toujours placées dans cette fâcheuse nécessité ; soit qu'un vice de constitution ne leur permette pas d'allaiter leur nouveau-né, soit que des travaux journaliers les empêchent de se livrer à cette douce occupation, et que, dans l'un ou l'autre cas, elles n'aient pas les moyens d'avoir une nourrice sur lieu. Seulement, nous avons pensé que nos révélations pourraient être utiles aux premières comme aux dernières ; aux unes, en ce qu'elles contribueront à leur réserver une des joies les plus vives de la maternité, à savoir les premiers sourires de leur enfant ; aux autres, forcément privées de ce bonheur, en ce qu'elles les inviteront à plus de circonspection dans le choix des nourrices départementales et à une surveillance plus active.

Ce que nous nous sommes proposé, avant tout, c'était d'éclairer la religion des familles, dont les intérêts sont au moins aussi respectables que ceux des nourrices de profession, puisque la famille, c'est la société tout entière. Ce que nous avons voulu surtout, c'était essayer de soustraire aux privations qui les attendent, aux périls qui les menacent, quelques-unes de ces jeunes têtes sur lesquelles reposent à la fois l'espoir du foyer domestique et l'avenir du pays !

Maintenant, qu'historien fidèle, nous avons fait notre devoir, c'est aux familles d'aviser.

FIN.

www.ingramcontent.com/pod-product-compliance
Ingram Content Group UK Ltd.
Pitfield, Milton Keynes, MK11 3LW, UK
UKHW012308240726
13966UKWH00004B/1716

9 782011 903518